Maîtriser l'examen d'évaluation du pharmacien canadien

:

Partie 1 - Conquérir les examens d'évaluation par QCM

John Mercola, Bsc Pharm

John Mercola, Bsc Pharm

Ce livre est conçu pour aider les pharmaciens qui souhaitent passer l'examen d'évaluation pour la certification au Canada. Il ne s'agit pas d'un guide complet pour les étudiants, mais plutôt d'un ensemble de questions à choix multiples conçu pour préparer rapidement les étudiants aux examens. Pour ceux qui cherchent à améliorer leur compréhension de la pharmacie et de la science pharmaceutique, des ressources telles que Goodman et Gilman, The Compendium of Pharmaceuticals and Specialties, ainsi que d'autres références, constituent des sources précieuses. Le livre part du principe que l'étudiant est déjà équipé pour les examens et vise à l'aider à tester ses connaissances tout en le familiarisant avec les types de questions couramment rencontrées lors de l'examen.

La répartition des questions est la suivante :

Sciences biomédicales : 15%

Sciences pharmaceutiques : 25%

Pratique de la pharmacie : 50%

Sciences pharmaceutiques comportementales, sociales et administratives : 10%

Dans ces domaines, il faut s'attendre à des questions portant sur

la gestion de la pharmacie, qui comprend les finances, le personnel, le marketing, l'amélioration de la qualité, la gestion des risques et la sécurité sur le lieu de travail

Système de santé canadien

Pharmacoéconomie

Biostatistique

Ce livre est un outil complet qui vous aidera à réussir les examens d'évaluation en vue de l'obtention du titre de pharmacien au Canada. Son objectif est unique : renforcer votre compréhension, affiner vos compétences et consolider votre confiance face aux défis de ces examens cruciaux.

Cependant, il est essentiel de souligner un principe fondamental : ce livre n'est pas un raccourci vers la maîtrise, et il ne supplante pas la valeur de votre dévouement, de votre étude rigoureuse et de votre travail acharné. Il s'agit plutôt d'une ressource complémentaire, d'un guide destiné à améliorer votre préparation et à rationaliser votre approche de ces examens.

Nous avons méticuleusement structuré ce livre pour l'aligner sur le format de l'examen, en proposant une compilation de questions à choix multiples (QCM) conçues pour refléter le modèle et la complexité de l'examen. Ces questions constituent de précieux exercices d'entraînement, simulant les conditions et la portée des examens d'évaluation, ce qui vous permet de vous familiariser avec les types de questions et d'améliorer vos compétences en matière d'examen.

Néanmoins, la réussite à ces examens ne dépend pas seulement de la familiarité avec les QCM. Elle exige une compréhension approfondie des diverses facettes des sciences biomédicales, des sciences pharmaceutiques, de la pratique de la pharmacie, des sciences comportementales, sociales et administratives de la pharmacie, ainsi que de la gestion de la pharmacie. La compréhension du système de santé canadien, de la pharmacoéconomie et de la biostatistique est également cruciale.

L'objectif de ce livre n'est pas de remplacer les études approfondies nécessaires à la compréhension de ces sujets. Il sert plutôt de catalyseur, vous permettant d'évaluer votre compréhension de la matière, d'identifier les domaines nécessitant plus d'attention et d'affiner vos stratégies d'examen.

N'oubliez pas que votre réussite dépend en fin de compte de votre assiduité, de votre persévérance et de votre volonté d'apprendre. Utilisez ce livre comme un outil dans votre arsenal, un complément à vos efforts et un moyen d'évaluer vos progrès.

Nous vous encourageons à aborder vos études avec détermination et concentration. Consultez les manuels et les références recommandés, plongez dans les subtilités des sujets, demandez conseil si nécessaire et persévérez dans votre quête de connaissances.

En combinant les ressources de ce livre avec votre dévouement inébranlable, vous serez mieux équipé pour affronter les examens d'évaluation et vous lancer avec confiance dans votre parcours pour devenir un pharmacien agréé au Canada.

Je vous souhaite bonne chance dans vos entreprises.

Chaleureuses salutations,

John Mercola , Bsc Pharm

Sciences biomédicales

1. Parmi les médicaments suivants, lequel est autorisé sur ordonnance verbale ?

a) Hydrocodone

b) Mersyndol (doxylamine, codéine, acétaminophène)

c) Suboxone (buprénorphine/naloxone)

d) Morphine

2. Franklin Brown est un homme de 72 ans au régime médicamenteux complexe, admis à l'hôpital pour une pneumonie. Il prend de la chlorthalidone, de l'amlodipine, de la pravastatine et de l'escitalopram. Sa tension artérielle est de 110/70 mm Hg et sa clairance de la créatinine est de 30 ml/min. L'ordonnance actuelle prévoit 750 mg de lévofloxacine par jour toutes les 48 heures pendant 5 jours. Lequel des éléments suivants n'est PAS l'un de ses facteurs de risque d'allongement de l'intervalle QT ?

a) Utilisation de la lévofloxacine

b) Utilisation de l'escitalopram

c) Utilisation de la chlorthalidone

d) Utilisation de l'amlodipine

3. Dans la continuité de la question 2, lequel des effets suivants est un effet indésirable de la lévofloxacine ?

a) Hypertension

b) Sensibilité des seins

c) Tendinite

d) Langue noire

4. John Brown a reçu une ordonnance pour une préparation de suspension de métronidazole pour un enfant de 22 livres. La dose est de 20 mg/kg/jour pendant 7 jours. En utilisant une solution mère de métronidazole à 5 % p/v, quel volume est nécessaire pour l'ensemble des 7 jours ?

a) 28 ml

b) 62 mL

c) 140 ml

d) 280 ml

5. Quelles sont les responsabilités qu'un technicien en pharmacie peut assumer à la place du pharmacien ?

a) Recevoir une prescription verbale de lorazépam

b) Transmettre le lorazépam à une autre pharmacie

c) Acquérir des produits en vente libre auprès d'un grossiste

d) Évaluer un patient en vue d'une éventuelle orientation vers une clinique sans rendez-vous.

6. David Myer est un homme de 25 ans qui a du mal à dormir la nuit en raison d'un récent stress lié à un examen. Parmi les conseils suivants, quel est celui qui conviendrait le mieux à David Myer ?

a) Faire la sieste pendant la journée en cas de fatigue.

b) Lire avant de se coucher.

c) Faire de l'exercice pendant la journée.

d) La consommation d'alcool avant le coucher.

7. Un essai clinique étudie l'incidence du syndrome de Stevens-Johnson chez les patients ayant reçu le médicament X et le médicament Y. Dans le groupe du médicament X, 10 personnes sur 175 ont eu cet effet indésirable, contre 25 personnes sur 170 dans le groupe du médicament Y. Dans le groupe traité par le médicament X, 10 patients sur 175 ont présenté cet effet indésirable, contre 25 patients sur 170 dans le groupe traité par le médicament Y. Quel est le risque relatif de développer le syndrome de Stevens-Johnson avec le médicament X par rapport au médicament Y ?

a) 25%

b) 30%

c) 34%

d) 39%

8. Jerry Roberts demande une recommandation pour un sirop contre la toux. Au cours de l'entretien avec le patient, il est recommandé d'éviter le biais de confirmation en posant laquelle des questions suivantes ?

a) Vous ne prenez actuellement aucun produit en vente libre, n'est-ce pas ?

b) Avez-vous des allergies aux médicaments ?

c) La toux est-elle productive ou non ?

d) A quel moment de la journée la toux est-elle la plus forte ?

9. Suite à la question 8, après avoir interrogé Jerry, vous apprenez qu'il est en bonne santé et qu'il ne prend aucun médicament. Il a développé une toux avec mucosités il y a 4 semaines et a commencé à prendre du sirop de guaifénésine. Ses mucosités ont disparu en deux semaines, mais sa toux sèche persiste et l'empêche de dormir. Quelle est votre recommandation pour lui ?

a) Essayez plutôt le dextrométhorphane.

b) lui dire de continuer à utiliser le sirop de guaifénésine.

c) Lui dire d'essayer un sirop contre la toux à base de codéine en vente libre.

d) L'adresser à un médecin pour un examen plus approfondi.

10. Lequel des produits suivants utilise une abréviation dangereuse que l'Institute of Safe Medication Practices n'approuve PAS ?

a) 50 mg

b) 25 µg

c) 0,5 g

d) 15 kg

11. Laquelle des fonctions suivantes est une fonction primaire des reins ?

a. La digestion

b. Filtration

c. La respiration

d. Circulation

12. Quelle est la fonction des globules rouges ?

a. Transport de l'oxygène

b. La digestion

c. Production d'insuline

d. Régulation du système nerveux

13. Quel est l'organe responsable de la détoxification des médicaments et des déchets

métaboliques ?

a. Le cœur

b. Foie

c. Les reins

d. Poumons

14. Quelle enzyme est responsable de la décomposition des protéines dans l'estomac ?

a. Amylase

b. Lipase

c. Pepsine

d. Trypsine

15. Quelle est l'unité structurelle de base du système nerveux ?

    a. Neurone

    b. Fibre musculaire

    c. Globule rouge

    d. Cellule épithéliale

16. Quelle est l'hormone produite par la glande thyroïde qui régule le métabolisme ?

    a. L'insuline

    b. Thyroxine

    c. Les œstrogènes

    d. Testostérone

17. Quelle est la fonction principale de l'insuline dans le corps humain ?

    a. La coagulation du sang dans le corps humain

    b. Régulation du glucose dans le corps humain

    c. La contraction musculaire dans le corps humain

    d. Formation des os dans le corps humain

18. Lequel des éléments suivants est une caractéristique du système immunitaire ?

    a. Produire de l'insuline

    b. Lutte contre les infections

    c. Digérer les aliments

d. Régulation de la température corporelle

19. Quelle vitamine est nécessaire et impérative pour la synthèse du collagène ?

a. Vitamine A

b. Vitamine C

c. Vitamine D

d. Vitamine K

20. Dans le corps humain, quel est le rôle des plaquettes dans le sang ?

a. Transport de l'oxygène

b. La coagulation

c. régulation du pH

d. Réponse immunitaire

21. Laquelle des fonctions suivantes est une fonction du système respiratoire ?

a. Filtration du sang

b. Transport de l'oxygène

c. Régulation du métabolisme

d. Désintoxication

22. Quelle est la fonction principale de la vésicule biliaire ?

a. Stockage de la bile

b. Digestion des protéines

c. Régulation de la pression artérielle

d. Synthèse de l'insuline

23. Quelle est l'hormone responsable de la réaction de lutte ou de fuite ?

a. Cortisol

b. Les œstrogènes

c. Mélatonine

d. L'insuline

24. En physiologie humaine, quelle est la fonction du système endocrinien ?

a. Régulation de la température corporelle

b. Communication par les hormones

c. Transport de l'oxygène

d. Digestion des hydrates de carbone

25. Lequel des éléments suivants est un exemple de neurotransmetteur ?

a. L'insuline

b. Sérotonine

c. Thyroxine

d. Œstrogène

26. Quel est le rôle de la rate dans le système immunitaire ?

a. Production d'anticorps

b. Filtration du sang

   c. Digestion des graisses

   d. Stockage du glucose

27. Quelle est l'une des fonctions les plus importantes du système squelettique ?

   a. Transport de l'oxygène

   b. Mouvement et soutien

   c. Digestion des protéines

   d. Filtration du sang

28. Quelle est la principale fonction du thymus ?

   a. Production d'insuline

   b. Régulation de la température corporelle

   c. Développement des lymphocytes T

   d. Digestion des graisses

29. Lequel des éléments suivants est un composant du système nerveux central ?

   a. Nerfs périphériques

   b. Moelle épinière

   c. Muscles squelettiques

   d. Glandes surrénales

30. Quelle est la fonction principale du système lymphatique ?

   a. Régulation de la pression artérielle

b. Filtration du sang

c. Transport des hormones

d. Réponse immunitaire

31. Quelle enzyme est responsable de la décomposition des glucides dans le système digestif

?

a. Lipase

b. Amylase

c. Trypsine

d. Pepsine

32. Quelle est la fonction de l'hypothalamus dans le cerveau ?

a. Régulation de la température corporelle

b. Contrôle de la sécrétion hormonale

c. Stockage de la mémoire

d. Coordination musculaire

33. Lequel des éléments suivants est considéré comme un composant du système

cardiovasculaire ?

a. Poumons

b. Foie

c. Pancréas

d. Le cœur

34. Quel est le rôle de la glande pinéale ?

    a. Régulation de la pression artérielle

    b. Production de mélatonine

    c. Digestion des graisses

    d. Synthèse de l'insuline

35. Lequel des éléments suivants est une fonction du système tégumentaire ?

    a. Transport de l'oxygène

    b. Protection contre les agents pathogènes

    c. Filtration du sang

    d. Régulation de la température corporelle

36. Quelle est la fonction principale des globules blancs dans le système immunitaire ?

    a. Transport de l'oxygène

    b. La coagulation

    c. Lutte contre les infections

    d. régulation du pH

37. Lequel des éléments suivants est une fonction du pancréas ?

    a. Régulation de la température corporelle

    b. Digestion des protéines

    c. Production d'insuline

    d. Filtration du sang

38. Quel est le rôle des glandes parathyroïdes ?

    a. Production d'insuline

    b. Régulation des niveaux de calcium

    c. Digestion des hydrates de carbone

    d. Synthèse des hormones

39. Lequel des éléments suivants fait partie du système nerveux périphérique ?

    a. Cerveau

    b. Moelle épinière

    c. Nerfs en dehors du système nerveux central

    d. Thymus

40. Quelle est la fonction du corps calleux dans le cerveau ?

    a. Régulation de la température corporelle

    b. Coordination des mouvements musculaires

    c. Communication entre les deux hémisphères

    d. Digestion des graisses

41. Laquelle des fonctions suivantes est une fonction du système respiratoire ?

    a. Régulation de la température corporelle

    b. Filtration du sang

    c. Transport de l'oxygène

d. Synthèse des hormones

42. Quel est le rôle des glandes surrénales dans le système endocrinien ?

a. Production d'insuline

b. Régulation des niveaux de calcium

c. Libération d'hormones de stress

d. Digestion des protéines

43. Laquelle des fonctions suivantes est une fonction du système musculaire ?

a. Filtration du sang

b. Transport de l'oxygène

c. Mouvement du corps

d. Digestion des graisses

44. Quelle est la fonction principale de la cornée dans l'œil ?

a. Régulation de la lumière entrant dans l'œil

b. Production de larmes

c. Focalisation de la lumière sur la rétine

d. Synthèse des hormones

45. Quel est l'organe responsable de la production de la bile ?

a. Vésicule biliaire

b. Pancréas

c. Foie

d. Reins

46. Quelle est la fonction des alvéoles pulmonaires ?

a. Transport de l'oxygène

b. Filtration du sang

c. Échange de gaz

d. Synthèse des hormones

47. Quel rôle joue le système excréteur dans le corps humain en termes de fonctions physiologiques ?

a. Transport de l'oxygène

b. Filtration du sang

c. Régulation de la température corporelle

d. Élimination des déchets

48. Quelle est la fonction de la trompe d'Eustache dans l'oreille ?

a. Régulation des ondes sonores

b. Égalisation de la pression atmosphérique

c. Production de cérumen

d. Synthèse des hormones

49. Lequel des éléments suivants est une fonction de la glande pituitaire ?

a. Régulation de la température corporelle

b. Production d'insuline

c. Libération d'hormones qui régulent d'autres glandes

d. Digestion des protéines

50. Quelle est la fonction principale du mucus dans le système respiratoire ?

a. Transport de l'oxygène

b. Protection contre les agents pathogènes

c. Digestion des graisses

d. Synthèse des hormones

51. Laquelle des fonctions suivantes est une fonction de l'appareil reproducteur ?

a. Filtration du sang

b. Transport de l'oxygène

c. Production de gamètes

d. Régulation de la température corporelle

52. Quel est le rôle principal des canaux semi-circulaires dans l'oreille interne ?

a. Régulation des ondes sonores

b. Égalisation de la pression atmosphérique

c. Équilibre et orientation spatiale

d. Synthèse des hormones

53. Lequel des éléments suivants est une fonction du système urinaire ?

a. Digestion des protéines

b. Filtration du sang

c. Synthèse de l'insuline

d. Régulation de la température corporelle

54. Quelle est la fonction principale du cristallin dans l'œil ?

a. Régulation de la lumière entrant dans l'œil

b. Focalisation de la lumière sur la rétine

c. Production de larmes

d. Synthèse des hormones

55. Quel est l'organe responsable de la production d'insuline ?

a. Le foie

b. Pancréas

c. Les reins

d. Glande thyroïde

Pratique de la pharmacie

56. Selon l'interprétation de la législation et de la réglementation par Santé Canada, quelles sont les activités suivantes que les pharmaciens sont autorisés à effectuer avec des substances contrôlées en vertu de la Loi réglementant certaines drogues et autres substances (LRCDAS) ?

a. Ajustement de la formulation

b. Prescrire des substances réglementées

c. Délivrance sans ordonnance

d. Vente de substances réglementées sans restrictions

57. Que signifie le terme "dé-prescription" dans le contexte des activités des pharmaciens relatives aux substances contrôlées ?

a. Augmentation du dosage d'un médicament

b. Le processus planifié et supervisé de réduction ou d'arrêt d'un médicament

c. Modification de la formulation d'un médicament

d. Vente de médicaments directement aux patients

58. Selon la réglementation de la CDSA, qu'est-ce que le remplissage partiel, tel qu'il est décrit dans les informations fournies ?

a. Élimination des médicaments périmés

b. Refuser de délivrer des substances réglementées

c. délivrer une quantité inférieure à la quantité totale spécifiée par le praticien

d. Fournir des médicaments sans ordonnance

59. D'après les informations fournies, de quoi les pharmaciens doivent-ils s'assurer lorsqu'ils exercent des activités avec des substances réglementées ?

a. Leurs actions ne restreignent pas l'accès des patients aux prescriptions nécessaires

b. Maximiser les profits tirés de la vente de substances réglementées

c. Mener des activités sans impliquer les praticiens prescripteurs

d. Vente de substances réglementées sans limitation

60. Quelle est la portée principale des informations fournies par Santé Canada concernant les activités des pharmaciens relatives aux substances réglementées ?

a. Avis juridique sur la loi relative aux drogues et aux substances contrôlées (CDSA)

b. Conseils aux pharmaciens et aux organismes de réglementation provinciaux sur l'interprétation de la législation

c. Restrictions concernant les activités des pharmaciens relatives aux substances réglementées

d. Recommandations pour maximiser les bénéfices des pharmacies

61. Lequel des médicaments suivants n'est pas disponible en vente libre ?

A. Salicylates

B. La mélatonine

C. Drogues à effet et à apparence similaires

D. Aucune de ces réponses

62. Qu'est-ce qu'une pharmacie ?

A. Service hospitalier chargé de l'approvisionnement, du stockage, de la préparation et de la délivrance des médicaments et des dispositifs médicaux

B. Service hospitalier s'occupant de la fabrication, du contrôle, de l'emballage et de la distribution de médicaments et de dispositifs médicaux

C. Magasin où sont stockés, vendus et délivrés des médicaments sur ordonnance, des médicaments en vente libre, des dispositifs médicaux et des préparations cosmétiques et de toilette.

D. A la fois a et b

63. Quelle est la liste du formulaire hospitalier dans un hôpital ?

A. Instruments

B. Médicaments

C. Personnel

D. Les patients

64. Chez les nourrissons et les enfants, l'absorption est sensiblement plus rapide que dans la période néonatale pour quelle voie d'administration ?

A. Oral

B. Topique

C. Intraveineuse

D. Intramusculaire

65. Quel est le médicament qui ne nécessite pas de suivi thérapeutique ?

A. Digitoxine

B. Gentamycine

C. Phénytoïne

D. Paracétamol

66. Quel mot latin est à l'origine du terme "hôpital" ?

A. Asclepieia

B. Hospitale

C. Hospice

D. Aucune de ces réponses

67. Comment améliorer les soins aux patients et les avantages financiers ?

A. Utilisation de médicaments génériques

B. Utilisation de médicaments de marque

C. Les deux

D. Aucun

68. Quel est l'autre terme pour désigner les services de soins aux patients ?

A. Services de santé publique

B. Services paramédicaux

C. Services de soins infirmiers

D. Services administratifs

69. Dans une étude clinique, qui est le promoteur ?

A. Pays

B. L'organisation

C. La société

D. Cohorte

70. Qu'appelle-t-on les modalités écrites de réalisation des essais pour assurer le contrôle de la qualité ?

A. PCG

B. SOP

C. CEI

D. ADR

71. Que signifie la présence de corps cétoniques dans l'urine ?

A. Dysfonctionnement des reins

B. Néphrose

C. Hypoglycémie

D. Empoisonnement aux champignons

72. Si un hôpital de 200 lits veut fonctionner, combien de pharmaciens doivent être engagés au minimum ?

A. 8

B. 10

C. 15

D. 5

73. Quelle est la description appropriée des coûts moyens ?

A. La valeur des opportunités perdues en utilisant les ressources d'un service ou d'une technologie de santé en particulier.

B. Les coûts totaux d'un système de soins de santé divisés par les unités de production

C. Indépendant du nombre d'unités de production et comprenant les coûts de chauffage, d'éclairage et de personnel fixe.

D. Le coût de la consommation de médicaments est un bon exemple de coûts variables.

74. Que représente le volume cellulaire moyen ?

A. Rapport entre l'hématocrite et la numération des globules rouges

B. Rapport entre l'hémoglobine et les globules rouges

C. Les deux

D. Aucun

75. Quel est l'exemple d'un hôpital civil ?

A. Hôpital d'élite

B. Budget de l'hôpital

C. Hôpital privé

D. Hôpital universitaire

76. Pour un hôpital de 200 lits, combien de pharmaciens sont nécessaires ?

A. 8

B. 10

C. 15

D. 5

77. Faites correspondre les éléments suivants

1. Achat a. Action d'exercer, de diriger, d'orienter ou de conserver un pouvoir sur

2. Inventaire b. Action d'obtenir un article en effectuant des paiements en termes d'argent

3. Contrôle c. Liste détaillée des biens avec leur valeur estimée

A. 1-a, 2-b, 3-c

B. 1-b, 2-c, 3-a

C. 1-c, 2-b, 3-a

D. 1-b, 2-a, 3-c

78. Selon les BPC de l'ICH, comment l'investigateur doit-il être qualifié ?

A. Formation et expérience

B. Éducation, formation et expérience

C. Formation et expérience

D. Éducation et formation

79. Quel est l'équivalent pharmaceutique qui produit les mêmes effets chez les patients ?

A. Équivalent thérapeutique

B. Fenêtre thérapeutique

C. Concentration minimale efficace (CME)

D. Concentration minimale toxique (CMT)

80. Quel est le cœur de la séance de conseil au patient ?

A. Préparation de la session

B. Ouverture de la session

C. Contenu du conseil

D. Clôture de la session

81. Lequel n'est pas un principe de contrôle des stocks ?

A. Prévision de la demande

B. Précision

C. Flux de l'entrepôt

D. Le surstockage

82. Comment le taux d'hémoglobine évolue-t-il en cas d'anémie et de leucémie ?

A. Augmentations supérieures à la normale

B. Reste constant

C. Diminution par rapport à la normale

D. Aucune de ces réponses

83. Que doivent faire les patients ambulatoires ?

A. Obligation d'admission dans le service pour traitement

B. Obligé de rentrer chez lui après avoir suivi un traitement à l'O.P.D.

C. Exiger un traitement d'urgence

D. Aucune de ces réponses

84. Quels sont les coûts associés aux stocks ?

A. Prix d'achat des stocks

B. Coûts de réapprovisionnement

C. Coûts de détention des stocks, coûts de pénurie

D. Toutes ces réponses

85. Lequel des éléments suivants n'est pas un objectif de l'élaboration du budget ?

A. Contrôler les activités financières de l'hôpital

B. Analyse des écarts

C. Élaboration de normes

D. Autoriser les dépassements de crédits

86. Que comprend le Comité thérapeutique de la pharmacie (CTP) ?

A. 3 médecins, 1 pharmacien, 1 personnel infirmier et l'administrateur de l'hôpital

B. 2 médecins, 2 pharmaciens, 1 personnel infirmier et l'administrateur de l'hôpital

C. 2 médecins, 1 pharmacien, 2 infirmières et l'administrateur de l'hôpital

D. 3 médecins, 2 pharmaciens, 2 infirmières et l'administrateur de l'hôpital

87. Quelle est la durée des budgets à long terme et à court terme ?

A. 2-5 ans et 10 ans

B. 5 ans et 10 ans

C. 5-10 ans et 2 ans

D. 2 ans et 5 ans

88. Quelle activité ne fait pas partie du rôle des pharmaciens cliniciens ?

A. Participation aux cycles

B. Étude de la cinétique des médicaments

C. Participation à des essais cliniques

D. Aucun

89. Quelle affirmation n'est pas vraie à propos des médicaments en vente libre ?

    A. Les médicaments en vente libre

    B. sont peu efficaces et peu sûrs par rapport aux médicaments délivrés sur ordonnance, qui sont plus puissants et souvent dangereux

    C. Sont facilement disponibles

    D. Aucun

90. Que signifie DIS ?

    A. Services d'information sur les médicaments

    B. Services de mise en œuvre des médicaments

    C. Syndromes incluant des médicaments

    D. Services d'incorporation de médicaments

91. Quelle est la méthode de combinaison pour la codification des différents produits pharmaceutiques ?

    A. Combinaison de la méthode mnémotechnique et de la méthode alphabétique

    B. Combinaison de la méthode mnémotechnique et de la méthode numérique

    C. Combinaison de la méthode numérique et de la méthode des codes alphabétiques

    D. Combinaison de la méthode numérique et de la méthode alphabétique

92. Quelle est la durée moyenne d'une étude clinique de phase II ?

    A. Jusqu'à quatre ans

    B. Jusqu'à quelques mois

    C. Jusqu'à deux ans

    D. Jusqu'à plusieurs années

93. Qu'est-ce qui joue un rôle essentiel dans la sécurité des médicaments dans les hôpitaux ?

A. PTC

B. BPF

C. ADR

D. SOP

94. Quelles sont les lignes directrices pour assurer la sécurité des médicaments ?

A. Délivrance du médicament

B. Des installations adéquates doivent être prévues pour le stockage et la manipulation des médicaments dans la pharmacie.

C. Tous ces éléments

D. Aucune de ces réponses

95. Si vous êtes pharmacien, lequel des éléments suivants ne sera pas considéré comme un objectif de la préparation du budget ?

A. Contrôler les activités financières de l'hôpital

B. Analyse des écarts

C. Élaboration de normes

D. Autoriser les dépassements de crédits

96. Quel est l'objectif de la pharmacie hospitalière ?

A. Former les pharmaciens hospitaliers à l'éthique de la pharmacie hospitalière

B. Assurer la disponibilité du bon médicament à un coût raisonnable

C. Attirer un plus grand nombre de pharmaciens qualifiés à l'hôpital

D. Toutes ces réponses

97. Quelle est la responsabilité du pharmacien clinicien dans le domaine des soins directs aux patients ?

A. Supervision des techniques d'administration des médicaments.

B. Fournir des informations sur les médicaments aux médecins et aux infirmières.

C. Identifier les médicaments apportés à l'hôpital par les patients.

D. Examiner périodiquement les formulaires d'administration de médicaments de chaque patient pour s'assurer que toutes les doses ont été administrées.

98. Quelle est la responsabilité du pharmacien communautaire dans le domaine de la délivrance ?

A. Examine toutes les doses manquées, réorganise les doses si nécessaire et signe tous les avis de médicaments non administrés.

B. Supervision de l'administration des médicaments.

C. Veille à ce que les politiques et procédures établies soient respectées.

D. Examiner périodiquement les formulaires d'administration de médicaments de chaque patient pour s'assurer que toutes les doses ont été administrées.

99. La pharmacie du service est contrôlée par...

A. Pharmacie satellite

B. Médecin-conseil

C. Infirmières

D. Pharmacien

100. Laquelle des réactions suivantes est appelée réaction indésirable augmentée ?

A. Effets génétiquement déterminés.

B. Idiosyncrasie.

C. Effet de rebond à l'arrêt du traitement

D. Réactions allergiques et anaphylaxie.

101. Qu'est-ce qu'un hôpital primaire ?

A. Moins de 100 lits

B. Plus de 100 lits

C. Moins de 50 lits

D. Plus de 500 lits

102. Dans un petit hôpital, quel est le nombre minimum de pharmaciens requis ? A. 4
B. 3 C. 5 D. 6

A. 4

103. Pour ouvrir une pharmacie de détail, quelle est la superficie minimale requise en mètres carrés, et pour une pharmacie de gros, quelle est la superficie minimale requise en mètres carrés ? A. 150 et 200 B. 100 et 150 C. 200 et 250 D. Aucune de ces réponses

A. 150 et 200

104. Quelles sont les différentes méthodes utilisées pour les codifications ? A. Méthode alphabétique B. Méthode mnémotechnique C. Méthode numérique D. Aucune de ces méthodes

C. Méthode numérique

105. Quel médicament est contre-indiqué pendant la grossesse ?

A. Tétracycline

B. Erythromycine

C. Chloroquine

D. Ampicilline

106. Pourquoi le test HBA1c (hémoglobine glycosylée) est-il un test diagnostique ?

A. Hémoglobine

B. Diabète sucré

C. La jaunisse

D. Le paludisme

107. Tous les éléments suivants sont des marqueurs cardiaques, à l'exception de ce qui suit :

A. Ckmb

B. Troponine

C. Myoglobine

D. Bilirubine

108. Quelle lipoprotéine a la plus forte concentration de cholestérol ?

A. VLDL

B. HDL

C. LDL

D. IDL

109. Quel est l'objectif de la CTP ?

A. Avis

B. Éducation

C. A et B

D. Seulement A

110.   Où se trouve une pharmacie satellite ?

A. Chaque étage

B. Pour deux étages, une pharmacie

C. Un seul dans un hôpital

D. Dépend du type d'hôpital

111.   Comment appelle-t-on les patients qui occupent un espace dans l'hôpital ?

A. Patients opérés

B. Patients ambulatoires

C. Patients hospitalisés

D. Ambulatoire

112.   Lequel des éléments suivants n'est pas un inventaire ?

A. Matières premières

B. Machine

C. Produits finis

D. Marchandises à l'état d'avancement

113.   Qu'appelle-t-on le délai entre la passation d'une commande et sa réception en stock ?

A. Délai d'exécution

B. Durée de portage

C. Temps de pénurie

D. Au fil du temps

114. Quels sont les coûts associés aux stocks ?

A. Prix d'achat des stocks

B. Coûts de réapprovisionnement

C. Coûts de détention des stocks, coûts de pénurie

D. Toutes ces réponses

115. Que représente le "stock tampon" dans le niveau des stocks ?

A. Point de départ du processus de commande

B. La moitié du stock réel

C. Niveau de stock minimum au-dessous duquel le stock réel ne doit pas tomber

D. Stock maximum en inventaire

116. Le contrôle des stocks est un élément important de quelle gestion ?

A. Le travail

B. Matériau

C. Dépenses

D. Aucune de ces réponses

117. Dans l'analyse ABC, que comprend la catégorie "A" ?

A. Le poids

B. Valeur

C. Densité

D. Popularité

118. Le TDM est essentiel pour les médicaments dont l'index thérapeutique est de quel type ?

A. Indice thérapeutique large

B. Indice thérapeutique élevé

C. Index thérapeutique étroit

D. Petit Indice thérapeutique

119. Quel est l'objectif de la pharmacie clinique, qui consiste à optimiser l'utilisation des médicaments et à promouvoir la santé, le bien-être et la prévention des maladies ?

A. Soins directs aux patients

B. Soins indirects aux patients

C. Soins dispensés par les médecins

D. Entretien des produits

120. Que signifient les lettres F, S, N dans le plan de la pharmacie ?

A. Mouvement rapide, Manipulation lente, Non-manipulation

B. Premier déménagement, Deuxième déménagement, Non déménagement

C. Stockage rapide, stockage lent, non stockage

D. Mouvement rapide, Mouvement lent, Non-mouvement

121. Qu'est-ce qui n'est pas un principe de contrôle des stocks ?

A. Prévision de la demande

B. Précision

C. Flux de l'entrepôt

D. Le surstockage

122. Comment le taux d'hémoglobine évolue-t-il en cas d'anémie et de leucémie ?

A. Augmentations supérieures à la normale

B. Reste constant

C. Diminution par rapport à la normale

D. Aucune de ces réponses

123. Que signifie l'expression "analyse VED" ?

A. Très, essentiel, marché

B. Vital, essentiel, souhaitable

C. Très, essentiel, souhaitable

D. Vital, essentiel, important

124. Que signifie IRB ?

A. Conseil d'examen institutionnel

B. Bureau d'examen international

C. Comité d'examen indien

D. Organisme de reconnaissance indien

125. Que signifie EOQ ?

A. L'essentiel de la qualité

B. Quantité économique de commande

C. Qualité de l'ordre d'enrôlement

D. Qualité de la commande d'équipement

126. Quels sont les trois niveaux de contrôle critiques dans le contrôle des stocks ?

A. Niveau de commande, niveau minimum et niveau maximum

B. Niveau de commande, stock de sécurité et stock moyen

C. Stock tampon, niveau minimum et niveau maximum

D. Aucune de ces réponses

127. Comment appelle-t-on une augmentation du nombre de globules rouges dans l'urine ?

A. Polyurie

B. Oligurie

C. Hématurie

D. Pyuria

128. Quel est le nom de la méthode numérique ?

A. Méthode du système de codage

B. Méthode du système séquentiel

C. Système de blocs

D. Système décimal

129. Quel est le processus d'attribution d'un numéro de code ou d'un symbole de code à un matériau particulier afin d'en faciliter l'identification ?

A. Décodage

B. Stockage

C. Communiquer

D. Codage

130. De quel type de source s'agit-il lorsque les informations sont présentées par des auteurs sans aucune évaluation par une seconde partie ?

A. Secondaire

B. Primaire

C. Tertiaire

D. Autres

131. Pourquoi le centre antipoison a-t-il été créé ?

A. Fournir un accès rapide aux informations utiles à l'évaluation et au traitement des intoxications.

B. Ne pas contribuer à la prévention des intoxications.

C. Ne pas gérer les cas d'empoisonnement

D. Aucune de ces réponses

132. Quelle est la qualité d'un bon conseiller en matière de conseil aux patients ?

A. Soyez à l'écoute.

B. Faire preuve de souplesse

C. Faire preuve d'empathie

D. Toutes ces réponses

133. Quel est l'intérêt des conseils aux patients ?

A. Au service des patients et de leur bien-être

B. Améliore l'observance du patient

C. Établissement d'une relation de confiance avec les patients

D. Toutes ces réponses

134. Quel programme d'enseignement interne est impliqué dans la formation des étudiants de l'hôpital ?

A. Infirmières étudiantes

B. Les cardiologues

C. Médecins

D. Administrateurs

135. Qu'est-ce qu'un lieu où les patients ambulatoires reçoivent un traitement médical, un bilan de santé ou des conseils pour leur santé ?

A. Maison de retraite

B. Domicile du médecin

C. Clinique

D. Hôpital

136. Conformément à la réglementation sur les substances réglementées, quels praticiens de santé, possédant des qualifications et des titres spécifiques, sont autorisés à prescrire des stupéfiants dans le cadre juridique établi ?

a. Sages-femmes

b. Les chiropracteurs

c. Ostéopathes

d. Pharmaciens

137. Dans un scénario où un pharmacien, qui a des objections de conscience à l'égard de la contraception d'urgence, se retrouve seul responsable au cours d'une garde lorsqu'une patiente demande du lévonorgestrel (Plan B®), quelle serait la ligne de conduite la plus appropriée et la plus responsable sur le plan éthique pour le pharmacien, compte tenu à la fois de ses convictions personnelles et de sa responsabilité professionnelle à l'égard de la patiente ?

a. Recommander une évaluation médicale dans une clinique sans rendez-vous avant de fournir le médicament.

b. Donner la priorité aux besoins du patient, en fournissant le médicament "une fois, mais pas plus".

c. Donner la priorité aux besoins du patient, fournir le médicament et mettre de côté les objections morales personnelles.

d. Informer le patient de l'impossibilité de fournir le médicament et l'orienter vers une autre pharmacie.

138. Un fabricant de produits pharmaceutiques offre un paiement à une pharmacie pour l'organisation d'un stand d'information sur la toux et le rhume. Quelle stratégie permettrait de réduire au mieux les conflits d'intérêts ?

a. Ne présenter que les produits du fabricant fondés sur des données probantes.

b. Veiller à ce que le personnel de la session s'abstienne de recommander des produits spécifiques.

c. Éviter tout gain financier pour l'organisation de la session sur les produits contre la toux et le rhume.

d. Faire en sorte que le pharmacien employé qui supervise la session se porte volontaire sans être rémunéré.

139. En vertu de la législation fédérale, quel médicament doit être détruit par un témoin dans une pharmacie ? En vertu de la législation fédérale, quels médicaments ont été détruits dans une pharmacie afin de respecter les règlements et les procédures.

a. La kétamine - un anesthésique puissant, généralement utilisé pour des raisons médicales et vétérinaires, doit être correctement gérée lors de l'élimination, une grande vigilance étant nécessaire en matière de sécurité en raison de sa conformité à la réglementation.

b. Duloxetine - Un médicament principalement utilisé pour traiter la dépression et l'anxiété, doit être placé et surveillé par un témoin lors de son élimination afin de respecter les réglementations et d'éviter que les gens ne le touchent.

c. La galantamine - un médicament régulièrement utilisé dans le traitement de la maladie d'Alzheimer - doit être détruite en pharmacie en présence d'un témoin, afin de garantir le respect de règles strictes et l'absence d'abus ou d'utilisation abusive du médicament à l'encontre d'une partie.

d. Toremene - Il s'agit d'un médicament destiné à traiter certains troubles neuro-médicaux. Les lois fédérales stipulent qu'il doit être détruit avec précaution pour éviter qu'il ne tombe entre de mauvaises mains. Des témoins doivent donc toujours être présents lors de l'élimination, car c'est la raison pour laquelle ces médicaments sont contrôlés.

140. Comment le pharmacien doit-il documenter cette rencontre après que KP a délivré une nouvelle ordonnance pour le médicament X et identifié une interaction potentielle ? Une fois le prescripteur consulté, les mesures de suivi appropriées sont déterminées.

a. Aucune documentation n'est nécessaire si aucune modification n'a été apportée à la prescription et si le pharmacien estime qu'il est approprié de délivrer le médicament.

b. La documentation doit être évitée afin de ne pas accroître la responsabilité du prescripteur en cas d'événement indésirable.

c. La note doit être consignée dans le profil pharmaceutique du patient et le patient doit en recevoir une copie afin de réduire la responsabilité du pharmacien.

d. Il est impératif d'établir une documentation complète dans le profil pharmaceutique du patient, comprenant un compte rendu détaillé du plan de surveillance pour un système d'archivage complet et organisé qui contribue aux soins du patient et au respect de la réglementation.

141. Selon la législation fédérale, quelle est la désignation de renouvellement légalement correcte qui doit être spécifiée sur une ordonnance écrite de dexamphétamine ?

a. Répéter deux fois

b. Répétition mensuelle

c. Répéter deux fois si nécessaire

d. Répéter deux fois à 14 jours d'intervalle

142. Conformément au Règlement sur les benzodiazépines et autres substances ciblées, quelle est la période d'expiration pour le renouvellement d'une ordonnance de lorazépam ?

a. Six mois à compter de la date de délivrance de l'ordonnance

b. Six mois à compter de la date de délivrance initiale

c. Un an à compter de la date de délivrance de l'ordonnance

d. Un an à compter de la date de délivrance initiale

143. Quelle substance pharmaceutique est soumise à la réglementation fédérale en vertu du règlement sur le contrôle des précurseurs de la loi sur les drogues et les substances contrôlées, reconnue comme un précurseur chimique faisant partie intégrante de la production de drogues illicites ?

a. Dextrométhorphane

b. Dimenhydrinate

c. Diazépam

d. Pseudoéphédrine

144. Concernant un médicament faisant l'objet de processus de recherche et de développement au Canada, quelle affirmation reflète exactement la situation ?

a. La demande de protection par brevet est accordée pour une période maximale de trois ans.

b. Une présentation de nouveau médicament doit être déposée pour commencer les essais cliniques.

c. Les essais cliniques comportent trois phases qui permettent d'évaluer la sécurité et l'efficacité des animaux.

d. Santé Canada, en vertu de la loi et du règlement sur les aliments et drogues, délivre un avis de conformité.

145. Quelle est l'organisation bénévole nationale qui se consacre à la défense des pharmaciens et des soins aux patients au Canada ?

a. Association des pharmaciens du Canada

b. Institut canadien pour la sécurité des patients

c. Institut pour la sécurité des médicaments

d. Association nationale des organismes de réglementation de la pharmacie

146.   Selon Santé Canada, quelles sont les informations complètes que le pharmacien doit consigner lors de l'administration d'un vaccin ?

a. Date de naissance

b. Liste des autres médicaments

c. Effets indésirables post-immunisation

d. Allergies médicamenteuses

147.   Dans le domaine des considérations éthiques au sein de la profession pharmaceutique, quel scénario présente le conflit d'intérêts le plus important pour un pharmacien ?

a. Accepter des produits/dispositifs de formation gratuits de la part d'un représentant pharmaceutique

b. le partage des bénéfices réalisés sur les prescriptions avec les médecins qui recommandent la pharmacie à leurs patients.

c. Renvoyer les produits périmés au fabricant en échange d'un nouveau stock.

d. Assister à une séance de formation où des rafraîchissements sont offerts par un fabricant de produits pharmaceutiques.

148.   Dans le cas de RY, un homme de 85 ans résidant de manière indépendante, qui demande des conseils concernant la posologie de son diurétique, qui ressemble beaucoup à un autre comprimé, une fois que le pharmacien a répondu à sa demande, quelles actions ultérieures le pharmacien doit-il entreprendre pour assurer le bien-être et la sécurité du patient ?

a. Appelez le médecin de famille de RY pour lui suggérer de changer de diurétique.

b. Suggérer de changer les étiquettes sur les flacons d'ordonnance de RY pour une police plus grande afin d'en faciliter la lecture.

c. Recommander à la pharmacie d'utiliser une dosette sous blister pour délivrer les médicaments de RY.

d. Suggérer à RY de noter la réponse à sa question afin d'éviter de futurs appels téléphoniques.

149. Dans la situation de JQ, un homme de 67 ans dont le diabète de type 2 est bien contrôlé, qui enregistre une glycémie particulièrement basse de 2,8 mmol/L et que son épouse observe dans un état de confusion, quelles instructions spécifiques faut-il donner à l'épouse de JQ pour garantir une réaction appropriée et préserver le bien-être du patient ?

a. Emmener immédiatement JQ au service des urgences le plus proche.

b. Demandez à JQ de prendre un repas riche en glucides et refaites le test dans une heure.

c. Donner à JQ un supplément de glucose de 15 à 20 grammes et refaire le test dans 15 minutes.

d. Retester la glycémie de JQ dans une heure et téléphoner si elle reste basse.

150. Dans le cas de RF, une femme de 80 ans qui développe une diarrhée associée à Clostridioides difficile (DACD) à la suite d'un traitement à la ciprofloxacine pour une infection des voies urinaires, entraînant des symptômes sévères, quelle serait l'option thérapeutique la plus adaptée à son état ?

a. Fidaxomicine par voie orale

b. Métronidazole par voie orale et vancomycine par voie intraveineuse

c. Cholestyramine par voie orale

d. Vancomycine par voie orale et métronidazole par voie intraveineuse

151. Dans le cas de CC, une femme de 72 ans, qui fait part au pharmacien de ses préoccupations concernant des malaises gastriques récents alors qu'elle prend actuellement des médicaments tels que la lévothyroxine 100 mcg PO par jour (depuis 30 ans), l'acétaminophène 500 mg po qid (depuis 5 mois), l'atorvastatine 40 mg PO au coucher (depuis 4 ans), l'ibuprofène 400 mg po tid prn pour des douleurs articulaires (depuis 2 mois), et la zopiclone 3.75 mg po au coucher au besoin (depuis 3 mois), lequel des problèmes médicamenteux suivants est le plus susceptible de contribuer aux récents symptômes de CC ?

a. Dosage trop élevé d'atorvastatine

b. Dosage trop élevé de zopiclone

c. Utilisation d'ibuprofène sans gastroprotection

d. Interaction médicamenteuse entre l'atorvastatine et la zopiclone

152. Dans le cas d'AM, qui a utilisé le bupropion XL 300 mg PO par jour pour la gestion de la dépression sans avoir constaté d'amélioration au cours des quatre derniers mois, et à qui le prescripteur conseille maintenant de passer au citalopram 20 mg PO par jour, quelle est l'approche recommandée pour le changement de traitement antidépresseur ?

a. Arrêter le bupropion et commencer le citalopram 20 mg par jour le lendemain.

b. Arrêter le bupropion et attendre sept jours avant de commencer le citalopram à 20 mg par jour.

c. Diminuer progressivement le bupropion sur une période de sept jours, puis commencer le citalopram à raison de 20 mg par jour.

d. Commencer à administrer 20 mg de citalopram par jour, puis réduire la dose de bupropion sur sept jours.

153. Lorsque le pharmacien délivre à un patient une ordonnance de sumatriptan en comprimés de 100 mg pour le traitement des migraines, quelles informations pertinentes doit-il communiquer au patient ?

a. Si le sumatriptan ne soulage pas la céphalée dans les quatre heures, l'ergotamine peut être utilisée.

b. Si aucun soulagement n'est obtenu au bout de deux heures, une dose de 200 mg doit être prise.

c. Si le mal de tête réapparaît, une dose de 100 mg peut être répétée deux heures après la première dose.

d. La dose maximale de 100 mg de sumatriptan par période de 24 heures est de six comprimés.

154. Dans le cas où JG, qui suit une chimiothérapie, a oublié par inadvertance sa dose matinale de métoclopramide 10 mg PO q6h et demande conseil au pharmacien, quel conseil le pharmacien doit-il donner pour remédier à l'oubli de la dose ?

    a. Prenez la dose oubliée dès son retour à la maison et continuez comme prévu.

    b. Prenez deux doses à l'heure du déjeuner pour compenser la dose manquée.

    c. Sautez la dose oubliée et prenez la dose suivante à l'heure du déjeuner.

    d. Répartir les quatre doses sur les heures restantes entre le moment où JG rentre à la maison et l'heure du coucher.

155. Dans le cas d'EK, une femme de 25 ans qui cherche à obtenir Plan B® pour la contraception d'urgence, quelles informations de conseil le pharmacien doit-il proposer pour assurer une orientation complète et informée ?

a. Prendre un comprimé par jour pendant trois jours consécutifs.

b. Effectuez un test de grossesse cinq jours après avoir terminé Plan B®.

c. Utiliser Plan B® pour se protéger jusqu'au prochain cycle menstruel.

d. Attendez-vous à des saignements quelques jours après la prise de Plan B®.

156. À la suite d'un entretien avec un patient dans une clinique spécialisée dans le traitement de l'asthme, quelles constatations spécifiques doivent être consignées dans la section "plan" des notes de format SOAP ?

a. Symptômes nocturnes

b. Résultats des tests pulmonaires

c. Dyspnée à l'effort

d. Révision de la technique d'inhalation lors de la prochaine visite

157. Dans le contexte de l'évaluation du contrôle de l'asthme chez un patient pédiatrique, quels sont les facteurs à multiples facettes à prendre en compte pour déterminer un mauvais contrôle ? Plus précisément, comment la fréquence et la gravité des symptômes, l'impact sur les activités quotidiennes, la présence de symptômes nocturnes, le recours aux médicaments de secours et les antécédents d'exacerbations contribuent-ils collectivement à l'évaluation d'un contrôle suboptimal de l'asthme chez l'enfant ?

a. Nombre de rhumes par an

b. Nécessité d'utiliser un dispositif d'espacement avec les inhalateurs

c. Réveil nocturne avec des symptômes d'asthme

d. Garder une boîte de salbutamol à la maison et une autre à l'école.

158. Quel est l'agent pathogène primaire fréquemment associé à la rhinosinusite bactérienne aiguë ?

a. E. coli

b. S. aureus

c. S. pneumoniae

d. N. meningitidis

159. Dans le cas de DC, une femme de 57 ans à qui l'on a prescrit 100 mg po bid de celecoxib pour l'arthrose et qui ne prend actuellement que de l'acétaminophène, tout en se laissant aller à boire du vin au dîner, quelle serait l'évaluation par le pharmacien de la nouvelle thérapie prescrite à DC ?

a. Interrompre l'utilisation de l'acétaminophène avec le célécoxib.

b. Interrompre la consommation de vin lors de l'utilisation du célécoxib.

c. Nécessité d'une cytoprotection concomitante à l'utilisation du célécoxib.

d. Ne pas avoir de problèmes de pharmacothérapie en cours.

160. Dans le cas de BG, un homme de 45 ans atteint de diabète de type 1, qui utilise de l'insuline prémélangée et constate des valeurs glycémiques fluctuantes, quel serait l'ajustement initial le plus approprié pour optimiser le régime d'insuline de BG ?

a. Diminuer la dose d'insuline au dîner.

b. Augmenter la dose d'insuline au dîner.

c. Diminuer la dose d'insuline au moment du petit déjeuner.

d. Augmenter la dose d'insuline au moment du petit-déjeuner.

161. Dans le contexte d'un patient soumis à une chimiothérapie au cisplatine, qu'est-ce qui représente un effet indésirable important à surveiller de près ?

a. Ototoxicité

b. Hépatotoxicité

c. Photosensibilité

d. Fibrose pulmonaire

162.   Étant donné que la ciclosporine inhibe l'isoenzyme 3A4 du cytochrome P450, quel médicament est susceptible de présenter des concentrations sériques élevées lorsqu'il est administré en même temps que la ciclosporine ?

a. Amoxicilline

b. Atorvastatine

c. Métoprolol

d. Lévothyroxine

163.   Dans le cas de FR, une femme de 70 ans qui présente des symptômes de nausées, de diarrhées et de vertiges après avoir commencé à prendre de l'amiodarone, quelle serait la recommandation la plus appropriée pour la prise en charge et le soulagement de ces symptômes ?

a. Prendre du lopéramide et du dimenhydrinate pour soulager les symptômes.

b. Augmenter la quantité de liquides et le repos au lit jusqu'à ce que les symptômes disparaissent.

c. Contacter le médecin pour interrompre l'amiodarone jusqu'à ce que les symptômes disparaissent.

d. Contacter le médecin pour lui proposer un test de dosage de la digoxine.

164.   Dans le scénario impliquant FD, un homme de 58 ans souffrant d'hypertension et s'enquérant de l'utilisation de jus de canneberge pour des symptômes tels que des mictions fréquentes, quelle condition sous-jacente potentielle ces symptômes pourraient-ils suggérer, justifiant de référer à un médecin pour une évaluation plus approfondie ?

a. Infection des voies urinaires

b. Hyperplasie de la prostate

c. Diabète sucré

d. Complications rénales de l'hypertension

165. Dans le cas de DS, un homme de 27 ans qui présente des symptômes de crampes abdominales, de fièvre et de selles molles suite à la prise de clindamycine pour un abcès dentaire, quelles recommandations le pharmacien doit-il formuler pour traiter et gérer ces effets indésirables ?

a. Il s'agit d'effets secondaires transitoires et prévisibles de la clindamycine ; traiter les symptômes et poursuivre le traitement.

b. Il peut y avoir une interaction entre la clindamycine et le losartan ; un appel du pharmacien au dentiste est justifié.

c. Ces symptômes peuvent indiquer une colite pseudomembraneuse liée à la clindamycine ; consulter immédiatement un médecin.

d. Les symptômes ne sont probablement pas liés aux médicaments de DS ; traiter les symptômes de la grippe et assurer un suivi en l'absence d'amélioration.

166. Après la détection d'un taux élevé de cortisol libre dans les urines d'un patient, quel est le test de confirmation permettant d'établir le diagnostic de syndrome de Cushing ?

a. Budésonide

b. Acétonide de triamcinolone

c. Prednisolone

d. Dexaméthasone

Gestion de la pharmacie

167. Dans le cas de patients ayant des antécédents d'ulcères gastriques et devant prendre de l'aspirine quotidiennement pour la prophylaxie des accidents vasculaires cérébraux, quelle est la stratégie de prise en charge la plus efficace et la plus appropriée pour répondre à la fois à la nécessité de prévenir les accidents vasculaires cérébraux et au risque potentiel d'ulcères gastriques ?

    a. Utilisation concomitante d'un antagoniste H2

    b. Utilisation d'un produit entérosoluble

    c. Réduction de la dose d'AAS à un jour sur deux

    d. Dépistage et éradication de H. pylori

168. Conformément à la loi sur la pharmacie au Canada, quel organisme de réglementation est habilité à délivrer, renouveler ou rétablir la licence d'un pharmacien ?

a. Association des pharmaciens du Canada

b. Association nationale des organismes de réglementation de la pharmacie

c. Autorité réglementaire provinciale

d. Santé Canada

169. Dans le contexte de l'éthique pharmaceutique, quelle est la principale responsabilité du pharmacien ?

a. Maximiser les profits de la pharmacie

b. Garantir la confidentialité des patients

c. Promouvoir le bien-être des patients

d. Défendre les intérêts des entreprises pharmaceutiques

170. Selon la loi sur les drogues et substances contrôlées, quel tableau comprend les stupéfiants tels que la morphine et l'oxycodone ?

a. Annexe I

b. Annexe II

c. Annexe III

d. Annexe IV

171. À quoi sert le numéro d'identification du médicament (DIN) au Canada ?

a. Identification du fabricant du médicament

b. Identifier et cataloguer de manière unique les médicaments dont la vente est autorisée au Canada

c. Fournir des informations sur les interactions médicamenteuses

d. Classification des médicaments en fonction des catégories thérapeutiques

172. En vertu de la loi sur les denrées alimentaires et les médicaments, quelle catégorie de médicaments doit faire l'objet d'une ordonnance pour être vendue au public ?

a. Médicaments en vente libre (OTC)

b. Substances réglementées

c. Médicaments sur ordonnance

d. Produits de santé naturels

173. Selon le Règlement sur les benzodiazépines et autres substances ciblées, quelle est la durée maximale de prescription autorisée pour les benzodiazépines ?

a. Un mois

b. Trois mois

c. Six mois

d. Un an

174. Dans le contexte de la pratique professionnelle, quel est le rôle d'un gestionnaire de pharmacie dans une pharmacie ?

a. Dispensation de médicaments uniquement

b. Veiller au respect des lois et des règlements, superviser le personnel et gérer le flux de travail.

c. Commercialisation de produits pharmaceutiques

d. Fournir des consultations cliniques aux patients

175. Selon la National Association of Pharmacy Regulatory Authorities (NAPRA), quel est l'objectif des Model Standards for Pharmacy Compounding of Non-Sterile Preparations ?

a. Assurer la rentabilité des services de préparation

b. Établir des normes minimales pour les préparations magistrales non stériles

c. Limiter l'accès aux médicaments composés

d. Promouvoir la collaboration avec les fabricants de produits pharmaceutiques

176. Quelles sont les informations qui doivent figurer sur une ordonnance au Canada pour garantir sa validité ?

a. Numéro de téléphone du patient

b. Signature du prescripteur et numéro de licence

c. Cachet du responsable de la pharmacie

d. Informations du fabricant du médicament

177. Selon le règlement sur les aliments et drogues, quel est l'objectif principal du numéro d'identification du médicament (DIN) figurant sur l'étiquette d'un médicament ?

a. Indication de la date d'expiration

b. Identification du médicament et de son fabricant

c. Fournir des informations sur les effets secondaires potentiels

d. Classification du médicament en fonction des catégories thérapeutiques

178. Dans le contexte de la gestion des pharmacies, à quoi se réfère le terme "rotation des stocks" ?

a. Le nombre de fois où le stock de la pharmacie est vendu ou utilisé au cours d'une période donnée.

b. Le processus de comptage des stocks

c. Le rythme auquel les nouveaux stocks sont commandés

d. La valeur totale du stock de la pharmacie

179. Selon la réglementation de Santé Canada, quel est l'âge minimum requis pour la vente sans ordonnance d'acétaminophène au Canada ?

a. 12 ans

b. 16 ans

c. 18 ans

d. 21 ans

180. Laquelle des entités suivantes est responsable de l'accréditation des programmes de formation des techniciens en pharmacie au Canada ?

a. Association des pharmaciens du Canada

b. Conseil canadien pour l'accréditation des programmes de pharmacie (CCAPP)

c. Association nationale des organismes de réglementation de la pharmacie

d. Santé Canada

181. Quel est l'objectif principal de l'Ordre des pharmaciens dans une province canadienne ?

a. Commercialisation des produits pharmaceutiques

b. Assurer la rentabilité des pharmacies

c. Protéger le public et garantir la compétence des pharmaciens

d. Défendre les intérêts des entreprises pharmaceutiques

182. Selon le Règlement sur les aliments et drogues, quelle est la définition d'un "nouveau médicament" au Canada ?

a. Tout médicament fabriqué au cours de l'année écoulée

b. un médicament qui n'a jamais été vendu au Canada

c. un médicament contenant un ingrédient médicinal qui n'a pas encore été approuvé au Canada

d. Un médicament dont le nom de marque est unique

183. Dans le contexte de la gestion pharmaceutique, à quoi se réfère le terme "formulaire" ?

a. une liste de médicaments dont l'utilisation est autorisée dans un système de soins de santé ou un organisme de gestion des soins

b. L'agencement physique de la pharmacie

c. Le processus de fabrication des médicaments

d. Matériel de marketing pour les produits pharmaceutiques

184. Selon la réglementation sur les stupéfiants, quelle catégorie de personnes peut détenir et administrer des stupéfiants dans le cadre de sa pratique professionnelle ?

a. Pharmaciens uniquement

b. Médecins uniquement

c. Infirmières praticiennes, sages-femmes et vétérinaires

d. Dentistes uniquement

185. Quel est l'objectif principal de l'Association nationale des organismes de réglementation de la pharmacie (ANORP) au Canada ?

a. Assurer la rentabilité des pharmacies

b. Harmoniser les réglementations pharmaceutiques dans les provinces et les territoires

c. Commercialisation de produits pharmaceutiques

d. Fournir des consultations cliniques aux patients

186. Selon la loi sur la protection des renseignements personnels et les documents électroniques (LPRPDE), quelle est la responsabilité du pharmacien en ce qui concerne les dossiers des patients ?

a. Partager les dossiers des patients avec les entreprises pharmaceutiques à des fins de marketing

b. protéger la confidentialité des dossiers des patients et obtenir le consentement du patient pour leur divulgation

c. Fournir des dossiers de patients aux autorités policières sans le consentement du patient

d. Utiliser les dossiers des patients pour les initiatives de marketing de la pharmacie

187. Lequel des éléments suivants représente un conflit d'intérêts pour un pharmacien ?

a. Accepter une tasse à café portant le logo d'une entreprise pharmaceutique

b. Accepter des paiements ou des cadeaux susceptibles d'influencer le jugement professionnel

c. Assister à un événement éducatif parrainé par une entreprise pharmaceutique

d. Collaborer avec les représentants pharmaceutiques sur le matériel d'éducation des patients

188. À qui le code de déontologie s'applique-t-il, comme indiqué dans les informations fournies ?

a. Le code de déontologie ne s'applique qu'aux pharmaciens agréés.

b. Le code de déontologie ne s'applique qu'aux étudiants et aux internes en pharmacie.

c. Le code de déontologie s'applique à toutes les personnes inscrites à l'Ordre, y compris les pharmaciens inscrits, les étudiants en pharmacie, les internes et les techniciens en pharmacie.

d. Le code de déontologie est limité aux cadres d'exercice traditionnels impliquant une relation professionnel de santé/patient.

189. Quel principe éthique met l'accent sur l'engagement des professionnels de la santé à servir et à protéger au mieux les intérêts des patients, en partant du principe que les patients se font soigner en espérant que les professionnels mettront en œuvre leurs connaissances et leurs compétences pour améliorer leur bien-être ?

a. La bienfaisance (profiter)

b. La non-malfaisance (ne pas nuire et empêcher que le mal ne se produise)

c. Respect des personnes/Justice

d. Responsabilité (fidélité)

190. Quel est l'objectif du principe éthique de "bienfaisance" tel qu'il est décrit dans le code de déontologie de l'Ordre des pharmaciens de l'Ontario ?

a. L'engagement des titulaires à protéger les patients contre les préjudices

b. L'obligation des titulaires de servir et d'aider activement et positivement le patient et la société.

c. Respect par les titulaires de l'autonomie et de la dignité des patients

d. Le devoir des déclarants de préserver la confiance du public

191. Sur quoi le principe de non-malfaisance du code de déontologie de l'Ordre des pharmaciens de l'Ontario porte-t-il principalement ?

a. L'obligation des titulaires de protéger les patients et la société contre les préjudices

b. l'engagement des titulaires à servir au mieux les intérêts des patients

c. Respect par les titulaires de l'autonomie et de la dignité des patients

d. L'obligation fiduciaire des déclarants de préserver la confiance du public

192. Selon le code d'éthique, qu'exige le principe de non-malfaisance en ce qui concerne la divulgation des erreurs médicales et des "accidents évités de justesse" ?

a. Les titulaires doivent dissimuler les erreurs médicales pour protéger leur réputation professionnelle.

b. Les titulaires doivent divulguer les erreurs médicales et les "accidents évités de justesse" et partager l'information de manière appropriée.

c. Les titulaires ne doivent déclarer les erreurs médicales que si elles entraînent un préjudice important pour le patient.

d. Les déclarants ne sont pas responsables de la divulgation des erreurs médicales.

193. Quelle est l'importance du principe de respect des personnes/de la justice dans le code de déontologie de l'Ordre des pharmaciens de l'Ontario ?

a. L'engagement des titulaires à servir au mieux les intérêts des patients

b. L'obligation fiduciaire des titulaires de maintenir la confiance du public

c. la double obligation des titulaires de respecter la valeur intrinsèque et la dignité de chaque patient et de traiter tous les patients de manière juste et équitable

d. L'obligation des titulaires de protéger les patients et la société contre les dommages

194. Sur quoi le principe de responsabilité (fidélité) est-il principalement axé dans le contexte du code de déontologie de l'Ordre des pharmaciens de l'Ontario ?

a. L'engagement des titulaires à protéger les patients contre les préjudices

b. L'obligation fiduciaire des déclarants d'être des gardiens responsables et fidèles de la confiance du public

c. Respect par les titulaires de l'autonomie et de la dignité des patients

d. l'obligation des titulaires de servir et d'aider activement et positivement le patient et la société

195. Quelle norme du principe de responsabilité (fidélité) met l'accent sur la responsabilité des déclarants de faire des efforts raisonnables pour assurer la continuité des soins aux patients ?

a. 4.2. Les titulaires se conduisent avec intégrité personnelle et professionnelle.

b. 4.10 Les titulaires signalent une incompétence professionnelle ou un comportement contraire à l'éthique.

c. 4.15 Les titulaires assument la responsabilité de faire des efforts raisonnables pour assurer la continuité des soins aux patients.

d. 4.18 Les titulaires prennent des décisions équitables concernant l'allocation des ressources.

196. Selon le code de déontologie, quel est le rôle des titulaires dans les situations où des déséquilibres de pouvoir existent dans les relations de travail professionnelles ?

a. Les titulaires n'exploitent pas ces relations à des fins personnelles, physiques, émotionnelles, financières, sociales ou sexuelles.

b. Les titulaires cherchent activement à exploiter les déséquilibres de pouvoir à des fins personnelles.

c. Les titulaires encouragent les déséquilibres de pouvoir pour maintenir leur autorité professionnelle.

d. Les titulaires ne sont pas tenus de remédier aux déséquilibres de pouvoir.

197. Qu'exige le principe de responsabilité (fidélité) en ce qui concerne la participation des inscrits aux programmes d'éducation publique ?

a. Les titulaires ne sont pas obligés de participer à des programmes d'éducation du public.

b. Les titulaires participent de manière appropriée et viable à des programmes d'éducation publique visant à promouvoir la santé, le bien-être et la prévention des maladies.

c. Les titulaires doivent participer aux programmes d'éducation du public, quelle que soit leur pertinence.

d. Les titulaires ne peuvent participer qu'à des programmes d'éducation publique liés à l'exercice de la pharmacie.

198. Quel est l'objectif principal de la gestion financière dans une pharmacie ?

a. Maximiser la satisfaction des patients

b. Maximiser les bénéfices de la pharmacie

c. Minimiser les coûts des médicaments

d. Minimiser les salaires des employés

199. Quel est l'état financier qui donne un aperçu de la situation financière d'une pharmacie à un moment précis ?

a. Compte de résultat

b. Le tableau des flux de trésorerie

c. Le bilan

d. État des bénéfices non distribués

200. Que signifie le terme "rotation des stocks" dans une pharmacie ?

a. La vitesse à laquelle les médicaments sont délivrés

b. La fréquence de réapprovisionnement des stocks

c. L'efficacité de la gestion du personnel de la pharmacie

d. Le nombre de fois où les stocks sont vendus et remplacés au cours d'une période donnée.

201. Quel est l'objectif d'un budget dans la gestion d'une pharmacie ?

a. Contrôler les prix des médicaments

b. Répartir les ressources et contrôler les dépenses

c. Fixer les marges bénéficiaires des pharmacies

d. Déterminer les salaires des employés

202. Quel est le rôle principal d'un responsable de pharmacie dans la gestion du personnel ?

a. Maximiser les objectifs individuels des employés

b. Minimiser la formation du personnel

c. Gérer et développer le personnel pharmaceutique

d. Ignorer les performances des employés

203. Quel est l'objectif de l'évaluation des performances dans le cadre de la gestion du personnel ?

a. Déterminer les salaires des employés

b. Identifier les besoins en formation et les domaines à améliorer

c. Éliminer les employés peu performants

d. Accroître la concurrence sur le lieu de travail

204. Quel est l'objectif principal de la diversité de la main-d'œuvre dans la gestion des pharmacies ?

a. Minimiser les différences entre les employés

b. Promouvoir un environnement de travail homogène

c. Reconnaître et valoriser les différences entre les salariés

d. Ignorer les facteurs culturels sur le lieu de travail

Réponse : c. Reconnaître et valoriser les différences entre les salariés

205. Qu'entend-on par "culture du lieu de travail" dans le domaine de la gestion des pharmacies ?

a. L'agencement physique de la pharmacie

b. Les valeurs, les croyances et les comportements des employés

c. Le nombre d'employés de la pharmacie

d. Les types de médicaments délivrés

206. Dans le contexte du marketing pharmaceutique, quel est l'objectif de la segmentation du marché ?

a. Diminuer la concurrence

b. Cibler des groupes de clients spécifiques à l'aide de stratégies de marketing adaptées

c. Réduire la variété des produits proposés

d. Limiter la portée géographique de l'officine

207. Quel est le rôle des médias sociaux dans le marketing des pharmacies ?

a. L'augmentation du prix des médicaments

b. Réduire l'engagement des clients

c. Améliorer la communication avec les clients et promouvoir les services

d. Restreindre l'accès des clients à l'information

208. Que signifie le terme "analyse SWOT" dans le domaine du marketing

pharmaceutique ?

a. Forces, faiblesses, opportunités, menaces

b. Ventes, effectifs, opérations, technologie

c. Stratégies, succès, objectifs, tendances

d. Planification, charge de travail, organisation, formation

209. Comment un programme de fidélisation contribue-t-il au marketing de la

pharmacie ?

a. En décourageant la fidélité des clients

b. En offrant des réductions et des récompenses aux clients fréquents

c. En limitant l'accès des clients aux produits

d. En augmentant le prix des médicaments

210. Quel est l'objectif principal d'un programme d'amélioration continue de la qualité (ACQ) dans la pratique pharmaceutique ?

a. Maximiser les objectifs individuels des employés

b. Identifier et rectifier les problèmes liés aux processus pharmaceutiques

c. Ignorer les commentaires des clients

d. Minimiser la délivrance de médicaments

211. Que signifie l'acronyme DMAIC dans le contexte de l'amélioration de la qualité ?

a. Définir, mesurer, analyser, améliorer, contrôler

b. Données, gestion, analyse, intégration, collaboration

c. Concevoir, surveiller, évaluer, mettre en œuvre, contrôler

d. Documenter, Mesurer, Analyser, Mettre en œuvre, Corriger

212. Quel rôle joue le benchmarking dans l'amélioration de la qualité de la gestion des pharmacies ?

a. Fixer des objectifs irréalistes pour la pharmacie

b. Comparer les performances de l'officine aux normes du secteur ou aux meilleures pratiques

c. Ignorer les commentaires des clients

d. Limiter l'implication des employés dans l'amélioration de la qualité

213. Quel est l'objectif principal de l'analyse des causes profondes dans le cadre de l'amélioration de la qualité ?

a. Imputer les erreurs à des employés en particulier

b. Identifier les causes sous-jacentes des problèmes ou des erreurs

c. Éviter d'assumer la responsabilité des erreurs commises par la pharmacie

d. Ne pas tenir compte des plaintes des clients

214. Quel est l'objectif d'un plan de gestion des risques dans l'exercice de la pharmacie ?

a. Maximiser la satisfaction des patients

b. Identifier et minimiser les risques potentiels pour les patients et la pharmacie

c. Ignorer les problèmes juridiques potentiels

d. Réduire les salaires des employés

215. Que signifie le terme "erreur de médication" dans le contexte de la gestion des risques ?

a. Un acte délibéré visant à nuire à un patient

b. Tout événement évitable susceptible de provoquer ou de conduire à une utilisation inappropriée des médicaments ou à un préjudice pour le patient.

c. Une pratique de routine en pharmacie

d. L'erreur intentionnelle d'étiquetage des médicaments

216. Comment l'utilisation de la technologie des codes-barres contribue-t-elle à la gestion des risques dans la pratique pharmaceutique ?

a. Augmente le risque d'erreurs de médication

b. Réduit la nécessité de vérifier les ordonnances

c. Améliore la sécurité des médicaments en réduisant les erreurs de délivrance des médicaments

d. Limite les types de médicaments délivrés

217. Quel est le rôle des rapports d'incidents dans la gestion des risques ?

a. Décourager les employés de signaler les erreurs

b. Identifier et traiter les risques et erreurs potentiels

c. Punir les employés pour leurs erreurs

d. Minimiser l'implication des patients dans la gestion des risques

218. Quel est l'objectif principal des programmes de santé et de sécurité au travail dans l'exercice de la pharmacie ?

a. Maximiser la satisfaction des patients

b. Offrir aux employés un environnement de travail sûr et sain

c. Ignorer les risques sur le lieu de travail

d. Réduire les salaires des employés

219. Quel est l'objectif des équipements de protection individuelle (EPI) dans l'exercice de la pharmacie ?

a. Maximiser la satisfaction des patients

b. Améliorer le confort des employés

c. Fournir une barrière contre les risques sur le lieu de travail

d. Limiter l'accès des employés aux médicaments

220. Comment une fiche de données de sécurité (FDS) contribue-t-elle à la sécurité sur le lieu de travail dans une pharmacie ?

a. En fournissant des informations sur les salaires des employés

b. en détaillant les propriétés dangereuses des substances présentes sur le lieu de travail

c. En minimisant l'implication des employés dans les mesures de sécurité

d. En réduisant le nombre de protocoles de sécurité

221. Quel est l'objectif principal de la formation à la sécurité incendie dans l'exercice de la pharmacie ?

a. Maximiser la satisfaction des patients

b. Réduire les salaires des employés

c. Fournir aux employés les connaissances et les compétences nécessaires pour répondre à une situation d'urgence en cas d'incendie

d. Ignorer les risques sur le lieu de travail

222. Quel est l'objectif d'une analyse du seuil de rentabilité dans le cadre de la gestion financière d'une pharmacie ?

a. Maximiser la satisfaction des patients

b. Identifier le point où les recettes totales sont égales aux coûts totaux

c. Réduire les salaires des employés

d. Minimiser les prix des médicaments

223. Quel est l'objectif principal d'un programme de mentorat dans le domaine de la gestion du personnel pharmaceutique ?

a. Minimiser les coûts de formation des employés

b. Offrir aux salariés expérimentés un moyen structuré de guider et de soutenir les salariés moins expérimentés

c. Ignorer le développement professionnel des salariés

d. Réduire les salaires des employés

224. Comment l'implication de la communauté contribue-t-elle au marketing de la pharmacie ?

a. En décourageant l'engagement des clients

b. En augmentant le prix des médicaments

c. En établissant des relations positives avec la communauté et en attirant des clients

d. En limitant l'accès aux services pharmaceutiques

225. Quel est l'objectif principal d'une analyse des causes profondes dans le cadre de l'amélioration de la qualité ?

a. Imputer les erreurs à des employés en particulier

b. Identifier les causes sous-jacentes des problèmes ou des erreurs

c. Éviter d'assumer la responsabilité des erreurs commises par la pharmacie

d. Ne pas tenir compte des plaintes des clients

226. Comment la mise en œuvre de la technologie contribue-t-elle à la gestion des risques dans la pratique pharmaceutique ?

a. En augmentant le risque d'erreurs de médication

b. En réduisant le besoin de formation des employés

c. En améliorant la sécurité des médicaments et en minimisant les erreurs

d. En limitant l'accès aux informations pharmaceutiques

227. Quel est l'objectif d'un plan d'évacuation d'urgence dans le cadre de la sécurité sur le lieu de travail des pharmaciens ?

a. Minimiser la satisfaction des patients

b. Réduire les salaires des employés

c. Fournir des lignes directrices aux employés pour qu'ils puissent quitter le lieu de travail en toute sécurité en cas d'urgence

d. Ignorer les risques sur le lieu de travail

228. Quel rôle joue la formation à la communication des dangers dans la sécurité au travail ?

a. Augmenter le risque d'accidents du travail

b. Réduire la nécessité de protocoles de sécurité

c. En veillant à ce que les employés comprennent les dangers associés aux substances avec lesquelles ils travaillent

d. Ignorer les préoccupations des employés en matière de sécurité

229. Comment un comité de sécurité contribue-t-il à la sécurité au travail dans une pharmacie ?

a. en décourageant la participation des travailleurs aux mesures de sécurité

b. en éliminant la nécessité de protocoles de sécurité

c. En offrant aux travailleurs un forum pour discuter et aborder les problèmes de sécurité

d. En augmentant les risques sur le lieu de travail

Quel est l'objectif des inspections de sécurité régulières dans le cadre de la sécurité sur le lieu de travail des pharmaciens ?

a. Minimiser la satisfaction des patients

b. Réduire les salaires des employés

c. Identifier et traiter les risques potentiels de sécurité sur le lieu de travail

d. Ignorer les règles de sécurité sur le lieu de travail

230. Comment une culture de la sécurité contribue-t-elle à la sécurité au travail dans l'exercice de la pharmacie ?

a. en encourageant le non-respect des protocoles de sécurité

b. en minimisant l'importance de la sécurité des employés

c. En favorisant un environnement dans lequel les employés accordent la priorité à la sécurité et signalent leurs préoccupations

d. En augmentant le nombre d'accidents du travail

Sciences pharmaceutiques

231. Lequel des éléments suivants n'est PAS un type de forme posologique ?

a. Tablette

b. Élixir

c. Transduction

d. Pommade

232. Quel est le rôle principal des excipients dans les formulations pharmaceutiques ?

a. Donner de la couleur à la formulation

b. Améliorer le goût du médicament

c. Contribuer à l'effet thérapeutique

d. Contribuer à la formulation et à la stabilité du produit pharmaceutique

233. Quelle classe de médicaments inhibe l'activité de l'enzyme de conversion de l'angiotensine (ECA) ?

a. Bêta-bloquants

b. Diurétiques

c. Inhibiteurs de l'ECA

d. Bloqueurs des canaux calciques

234. Le processus de conversion d'un médicament de sa forme saline en une base libre est connu sous le nom de "transformation" :

a. Salage

b. Formation de sel

c. Disproportion de sel

d. Conversion saline

235. Quel est l'objectif de Pharmacists' Gateway Canada ?

a. Assurer la formation continue des pharmaciens

b. faciliter la procédure d'enregistrement des pharmaciens formés à l'étranger

c. Réglementer l'industrie pharmaceutique au Canada

d. Promouvoir les médicaments en vente libre

236. Laquelle des substances suivantes est un exemple de substance réglementée de l'annexe II au Canada ?

a. Acétaminophène

b. Codéine

c. Ibuprofène

d. Aspirine

237. Quelle est la fonction principale du foie dans le métabolisme des médicaments ?

a. Excrétion des médicaments

b. Activation des promédicaments

c. Inactivation des médicaments

d. Absorption des médicaments

238. Quel est l'organisme de réglementation chargé d'approuver les nouveaux médicaments au Canada ?

a. Santé Canada

b. l'Association des pharmaciens du Canada

c. Instituts de recherche en santé du Canada

d. Association médicale canadienne

239.   Qu'est-ce que l'index thérapeutique d'un médicament ?

a. Le rapport entre la dose toxique du médicament et sa dose thérapeutique

b. Le rapport entre la dose thérapeutique du médicament et sa dose maximale tolérée

c. Le rapport entre l'efficacité et la sécurité du médicament

d. Le rapport entre la demi-vie du médicament et sa durée d'action

240.   Quelle vitamine est synthétisée dans la peau lors de l'exposition au soleil ?

a. Vitamine A

b. la vitamine C

c. Vitamine D

d. vitamine E

241.   Quel est le principal mécanisme d'action des médicaments à base de statines ?

a. Inhibition de la synthèse du cholestérol

b. Amélioration de la sensibilité à l'insuline

c. Inhibition de la coagulation sanguine

d. Relaxation des muscles lisses

242. Quelle est la phase des essais cliniques qui implique un petit groupe de volontaires sains et qui se concentre sur la détermination de la plage de dosage ?

a. Phase I

b. la phase II

c. Phase III

d. Phase IV

243. Quel est l'objectif du Comité consultatif national pour la classification des médicaments (National Drug Scheduling Advisory Committee - NDSAC) ?

a. Réglementer l'importation et l'exportation de produits pharmaceutiques

b. évaluer l'efficacité thérapeutique des nouveaux médicaments

c. recommander la classification des médicaments en vertu de la loi sur le contrôle des médicaments et des substances

d. Assurer la surveillance des produits pharmaceutiques après leur mise sur le marché

244. Lequel des effets suivants est un effet secondaire courant des anti-inflammatoires non stéroïdiens (AINS) ?

a. Constipation

b. Hypertension

c. Photosensibilité

d. Sécheresse buccale

245. Dans les préparations pharmaceutiques, à quoi fait référence le terme "lévigation" ?

a. Mélanger un médicament avec une petite quantité de liquide pour former une pâte lisse.

b. Réduire la taille des particules d'un médicament en le broyant à l'aide d'un mortier et d'un pilon.

c. Dissoudre un médicament dans un solvant approprié

d. Créer une émulsion stable d'huile et d'eau

246. Lequel des médicaments suivants est un antipsychotique de deuxième génération ?

a. Halopéridol

b. Risperidone

c. Amitriptyline

d. Lorazepam

247. Quelle est la fonction principale de la Société canadienne des pharmaciens d'hôpitaux (SCPH) ?

a. Accréditation des écoles de pharmacie

b. Promotion de la recherche en sciences pharmaceutiques

c. Promotion de la pratique de la pharmacie hospitalière

d. Réglementation des techniciens en pharmacie

248. Laquelle des affirmations suivantes concernant les interactions médicamenteuses est vraie ?

a. Les interactions médicamenteuses entraînent toujours une augmentation des effets thérapeutiques.

b. Les interactions médicamenteuses ne concernent que les médicaments délivrés sur ordonnance.

c. Les interactions médicamenteuses peuvent entraîner une augmentation ou une diminution des effets thérapeutiques ou des effets indésirables.

d. Les interactions médicamenteuses ne se produisent qu'à des doses élevées de médicaments.

249. Quel est le rôle principal de l'Alliance pharmaceutique pancanadienne (APPC) ?

a. Réglementer le prix des produits pharmaceutiques au Canada

b. négocier des accords d'achat conjoint de médicaments de marque et de médicaments génériques

c. Assurer la surveillance des produits pharmaceutiques après leur mise sur le marché

d. Accréditer les écoles de pharmacie au Canada

250. Question : Lequel des médicaments suivants est un exemple de médicament biologique ?

a. Atorvastatine

b. Insuline glargine

c. Metformine

d. Warfarine

251. Quelle est la fonction principale de la glycoprotéine P dans le métabolisme des médicaments ?

a. Absorption des médicaments

b. L'excrétion des médicaments

c. Le métabolisme des médicaments

d. Distribution des médicaments

252. Quelle classe d'antibiotiques inhibe la synthèse de la paroi cellulaire bactérienne ?

a. Tétracyclines

b. Macrolides

c. Pénicillines

d. Fluoroquinolones

253. Quel est l'objectif principal d'une étude de stabilité dans le cadre du développement pharmaceutique ?

a. Évaluer la pharmacocinétique d'un médicament

b. Évaluer le profil de sécurité d'un médicament

c. Déterminer la durée de conservation d'un médicament

d. Étudier le mécanisme d'action du médicament

254. Quelle forme galénique est conçue pour libérer son principe actif de manière contrôlée sur une période prolongée ?

a. Comprimé à libération immédiate

b. Gélule entérosoluble

c. Comprimé à libération prolongée

d. Granulés effervescents

255. Quel est le principal mécanisme d'action des médicaments anticoagulants ?

a. Inhibition de l'agrégation plaquettaire

b. Inhibition des facteurs de coagulation du sang

c. Augmentation de la fibrinolyse

d. Vasoconstriction

256. Quelle vitamine est essentielle à la synthèse du collagène et à la cicatrisation des plaies ?

a. Vitamine A

b. la vitamine C

c. Vitamine D

d. Vitamine K

257. Quel organisme de réglementation supervise l'exercice de la profession de pharmacien au Canada ?

a. Santé Canada

b. l'Association des pharmaciens du Canada

c. Association nationale des organismes de réglementation de la pharmacie (ANORP)

d. Instituts de recherche en santé du Canada

258. Quel est le rôle principal de l'Agence canadienne des médicaments et des technologies de la santé (ACMTS) ?

a. Approbation des médicaments

b. Le prix des médicaments

c. L'évaluation des technologies de la santé

d. Surveillance après la mise sur le marché

259. Lequel des effets suivants est un effet secondaire courant des inhibiteurs de l'enzyme de conversion de l'angiotensine (ECA) ?

a. Hyperkaliémie

b. Hypoglycémie

c. Hypercalcémie

d. Hypertension

260. À quoi sert le numéro d'identification du médicament (DIN) au Canada ?

a. Identifier le fabricant d'un médicament

b. Suivre la distribution d'un médicament

c. Indiquer la classe thérapeutique d'un médicament

d. Autoriser la vente d'un médicament au Canada

261. Lequel des éléments suivants est un exemple de forme galénique biopharmaceutique ?

a. Comprimé sublingual

b. Inhalateur-doseur

c. Patch buccal

d. Perfusion intraveineuse

262. Dans les préparations pharmaceutiques, à quoi sert un agent tensioactif ?

a. Augmenter la solubilité du médicament

b. Améliorer la stabilité du médicament

c. Diminuer l'absorption du médicament

d. Améliorer le goût du médicament

263. Lequel des services suivants est un exemple de service de pharmacie spécialisée ?

a. Pharmacie communautaire

b. Pharmacie d'hôpital

c. Pharmacie d'officine

d. Pharmacie de vente par correspondance

264. Quel est le rôle du Conseil d'examen du prix des médicaments brevetés (CEPMB) au Canada ?

a. Approuver de nouvelles formulations de médicaments

b. Réglementer les prix des médicaments brevetés

c. Effectuer des essais cliniques pour les nouveaux médicaments

d. Assurer la surveillance après la mise sur le marché

265. Lequel des effets suivants est un effet indésirable courant associé aux opioïdes ?

a. Hypertension

b. Hypoglycémie

c. Dépression respiratoire

d. Hémorragie gastro-intestinale

266. Quel est l'objectif principal du Conseil canadien pour l'accréditation des programmes de pharmacie (CCAPP) ?

a. Réglementer l'exercice de la pharmacie

b. Accréditer les écoles de pharmacie

c. Effectuer des recherches dans le domaine des sciences pharmaceutiques

d. Assurer la formation continue des pharmaciens

267. Lequel des effets suivants est un effet secondaire courant des inhibiteurs de la pompe à protons (IPP) ?

a. Diarrhée

b. Constipation

c. Ostéoporose

d. Tachycardie

268. Quelle est la fonction principale de la Société canadienne de pharmacologie et de thérapeutique (SCPT) ?

a. Réglementation de la tarification des médicaments

b. Promotion de la recherche en pharmacologie

c. Accréditation des techniciens en pharmacie

d. Évaluation de la sécurité des médicaments

269. Quelle phase des essais cliniques implique un grand nombre de patients afin d'évaluer l'efficacité, la sécurité et les effets secondaires du médicament ?

a. Phase I

b. la phase II

c. Phase III

d. Phase IV

270. Quel est l'objectif principal des bonnes pratiques de fabrication (BPF) dans l'industrie pharmaceutique ?

a. Garantir la sécurité et l'efficacité des produits pharmaceutiques

b. Contrôler le prix des médicaments

c. Réglementer la publicité pour les médicaments

d. Faciliter l'importation et l'exportation de médicaments

Sciences comportementales, sociales et administratives de la pharmacie

271. Quel est l'objectif principal de la pharmacie comportementale ?

a. Développement de médicaments

b. Comportement des patients et utilisation des médicaments

c. Soins pharmaceutiques

d. Interactions médicamenteuses

272. Dans le modèle des croyances en matière de santé, quel facteur influence la décision d'un individu de prendre des mesures pour prévenir ou contrôler une maladie ?

a. Sensibilité perçue

b. Les avantages perçus

c. Obstacles perçus

d. Auto-efficacité

273. Lequel des éléments suivants est un exemple de stratégie cognitivo-comportementale visant à améliorer l'observance thérapeutique ?

a. Fournir des rappels de médicaments

b. Proposer des incitations financières

c. Utiliser des techniques d'entretien motivationnel

d. Distribuer des médicaments sous blister

274. La théorie du comportement planifié inclut lequel des éléments suivants comme déterminant clé du comportement ?

a. L'attitude

b. L'auto-efficacité

c. Contrôle perçu

d. Normes sociales

275. Quelle est la branche de la pharmacie qui se concentre sur les aspects sociaux des soins pharmaceutiques, y compris le conseil et l'éducation des patients ?

a. Pharmacie sociale

b. Pharmacie communautaire

c. Pharmacie clinique

d. Pharmacie administrative

276. Quel est l'objectif principal des services de gestion de la thérapie médicamenteuse (MTM) ?

a. Maximiser les bénéfices des pharmacies

b. Améliorer les résultats pour les patients en optimisant l'utilisation des médicaments

c. Réduire l'accès aux médicaments

d. Minimiser l'implication du patient dans les décisions thérapeutiques

277. Dans le modèle transthéorique du changement, quelle étape consiste à maintenir un changement de comportement dans le temps ?

a. Précontemplation

b. La contemplation

c. L'action

d. L'entretien

278. Quel est l'objectif principal de la gestion des formulaires dans la pratique pharmaceutique ?

a. Maximiser les profits de l'industrie pharmaceutique

b. Contrôler les coûts des médicaments et garantir leur disponibilité

c. Limiter l'accès des patients aux médicaments

d. Élargir la gamme des médicaments disponibles

279. Lequel des éléments suivants est un principe clé des soins centrés sur le patient dans la pratique pharmaceutique ?

a. Minimiser la participation du patient à la prise de décision

b. Se concentrer uniquement sur les résultats axés sur la maladie

c. Prendre en compte les préférences et les valeurs du patient

d. Ignorer les facteurs culturels et sociaux

280. Quel est le rôle d'un gestionnaire de prestations pharmaceutiques (PBM) dans le système de santé ?

a. Soins directs aux patients

b. Fabrication de médicaments

c. La fixation du prix des médicaments et leur remboursement

d. Formation en pharmacie

281. Lequel des éléments suivants est une composante de la théorie des systèmes dans le domaine des soins de santé ?

a. Se concentrer sur des composants individuels isolés

b. Accent mis sur les relations linéaires de cause à effet

c. Reconnaissance de l'interdépendance des composants au sein d'un système

d. Minimisation des boucles de rétroaction

282. Que signifie l'acronyme PDSA dans le contexte de l'amélioration de la qualité des soins de santé ?

a. Planifier-Faire-Étudier-Agir

b. Analyse patient-médecin-système

c. Audit de la distribution et du stockage des médicaments

d. Prévention-Diagnostic-Symptôme-Analyse

283. Dans le contexte de la sécurité des patients, à quoi fait référence le terme "bilan comparatif des médicaments" ?

a. Vérifier l'exactitude des informations relatives à l'assurance du patient

b. s'assurer que les patients sont conscients des effets secondaires potentiels des médicaments

c. Comparer les prescriptions médicamenteuses d'un patient avec l'ensemble des médicaments qu'il a pris

d. Évaluer l'adhésion du patient aux médicaments prescrits

284. Quel est l'objectif principal d'un comité de pharmacie et de thérapeutique (P&T) ?

a. Maximiser les bénéfices des pharmacies

b. Évaluer et sélectionner les médicaments à inclure dans le formulaire

c. Fournir des soins directs aux patients

d. mener des recherches sur les médicaments

285. Lequel des éléments suivants est une composante de la compétence culturelle en matière de soins de santé ?

a. Ignorer les différences culturelles pour maintenir l'objectivité

b. Reconnaître et respecter les différences culturelles

c. Promouvoir une approche unique des soins aux patients

d. Supposer que tous les patients d'un groupe culturel particulier ont les mêmes croyances et les mêmes valeurs

286. Quel est l'objectif principal d'un examen de la thérapie médicamenteuse dans la pratique pharmaceutique ?

a. Maximiser les bénéfices des pharmacies

b. Identifier les interactions médicamenteuses et les effets indésirables

c. Promouvoir la non-adhésion aux médicaments

d. Réduire l'implication du patient dans les décisions thérapeutiques

287. Dans le contexte de la politique des soins de santé, que signifie l'acronyme HIPAA ?

a. Loi sur la protection et la responsabilité en matière d'information sur la santé (Health Information Protection and Accountability Act)

b. Loi sur la confidentialité et l'accessibilité de l'information en matière de santé

c. Loi sur la portabilité et la responsabilité en matière d'assurance maladie (Health Insurance Portability and Accountability Act)

d. Loi sur la protection et l'accessibilité de l'assurance maladie

288. Quel est l'objectif principal d'un programme de synchronisation des médicaments en pharmacie communautaire ?

a. Maximiser les bénéfices des pharmacies

b. Améliorer l'observance thérapeutique en alignant les dates de renouvellement des médicaments

c. Limiter l'accès des patients aux médicaments

d. Réduire la gamme de médicaments disponibles

289. Dans le contexte de la communication en matière de soins de santé, que signifie l'acronyme SBAR ?

a. Situation, contexte, évaluation, recommandation

b. Systématique, Bref, Analyse, Réponse

c. Structure, contexte, analyse, réponse

d. Soutien, briefing, évaluation, réponse

290. Lequel des éléments suivants est une composante du modèle CRAFT (Community Reinforcement Approach and Family Training) pour le traitement de la toxicomanie ?

a. Comportement favorable

b. La punition et la confrontation

c. Renforcement positif de la non-consommation de substances

d. Isolement et retrait

291. Dans le contexte de la pratique pharmaceutique, à quoi se réfère le terme "soins pharmaceutiques" ?

a. Maximiser les bénéfices des pharmacies

b. Se concentrer uniquement sur la délivrance de médicaments

c. Pratique centrée sur le patient visant à optimiser l'utilisation des médicaments et à améliorer les résultats en matière de santé

d. Limiter l'accès des patients aux médicaments

292. Quel est l'objectif principal de l'économie de la santé dans la pratique pharmaceutique ?

a. Maximiser les bénéfices des pharmacies

b. Évaluer le rapport coût-efficacité des interventions en matière de soins de santé

c. Promouvoir les médicaments coûteux

d. Réduire l'accès des patients aux médicaments

293. Lequel des concepts suivants est un concept clé de la théorie sociale cognitive du changement de comportement ?

a. L'autodétermination

b. Le déterminisme réciproque

c. L'impuissance apprise

d. La théorie psychanalytique

294. Quel est l'objectif principal d'un programme d'accès aux médicaments dans la pratique pharmaceutique ?

a. Maximiser les bénéfices des pharmacies

b. Fournir des médicaments gratuits aux patients

c. Limiter l'accès des patients aux médicaments

d. Promouvoir la non-adhésion aux médicaments

295. Dans le contexte des disparités en matière de soins de santé, à quoi se réfère le terme "compétence culturelle" ?

a. Ignorer les différences culturelles pour maintenir l'objectivité

b. Reconnaître et respecter les différences culturelles dans les soins aux patients

c. Promouvoir une approche unique des soins aux patients

d. Supposer que tous les patients d'un groupe culturel particulier ont les mêmes croyances et les mêmes valeurs.

296. Quel est l'objectif principal des cliniques d'adhésion au traitement médicamenteux dans la pratique pharmaceutique ?

a. Maximiser les bénéfices des pharmacies

b. Évaluer l'adhésion des patients aux médicaments prescrits

c. Promouvoir la non-adhésion aux médicaments

d. Limiter l'accès des patients aux médicaments

297. Lequel des éléments suivants fait partie du kit de précautions universelles de la littératie en santé ?

a. Simplifier la communication

b. Utiliser le jargon médical

c. Fournir des documents écrits complexes

d. Ne pas tenir compte des préférences du patient

298. Dans le contexte de la politique des soins de santé, que signifie l'acronyme CMS ?

a. Centre pour l'assurance maladie et les services sociaux

b. Système médical canadien

c. Centers for Medicare & Medicaid Services (Centres pour l'assurance maladie et les services médicaux)

d. Normes médicales communautaires

299. Quel est l'objectif principal d'un programme de gestion de la thérapie médicamenteuse (MTM) dans la pratique pharmaceutique ?

a. Maximiser les bénéfices des pharmacies

b. Évaluer l'adhésion des patients aux médicaments prescrits

c. Optimiser la thérapie médicamenteuse pour améliorer les résultats des patients

d. Limiter l'accès des patients aux médicaments

300.   Question : Lequel des concepts suivants est un concept clé de la théorie de l'action raisonnée ?

a. Sensibilité perçue

b. Norme subjective

c. L'auto-efficacité

d. Contrôle perçu

Réponses

1. B	2. D	3. C	4. D	5. D	6. C	7. D	8. C	9.A	10. B	11. B	12. A
13. B	14. C	15. A	16. B	17. B	18. B	19. C	20. B	21. B	22. A	23. A	24. B
25. B	26. A	27. B	28. C	29. B	30. C	31. A	32. A	33. D	34. B	35. B	36. C
37. C	38. A	39. C	40. B	41. C	42. C	43. C	44. C	45. C	46 .C	47. D	48. B
49. C	50. B	51. C	52. C	53. B	54. B	55. B	56. A	57. B	58. C	59. A	60. B
61. D	62. C	63. B	64. A	65. D	66. B	67. A	68. C	69. B	70. B	71. C	72. 8
73. B	74. A	75. B	76. A	77. B	78. B	79. A	80. C	81. B	82. C	83. B	84. D
85. D	86. A	87. C	88. D	89. B	90. A	91. B	92. C	93. A	94. C	95. D	96. D
97. D	98. B	99. C	100. C	101. B	102. A	103. A	104. C	105. A	106. B	107. D	108. C
109. C	110. A	111. C	112. B	113. A	114. D	115. C	116. B	117. B	118. C	119. A	120. B
121.D	122. C	123. B	124. A	125. B	126. B	127. C	128. D	129. D	130. B	131. A	132. D
133.D	134. A	135. C	136. A	137. D	138. C	139. A	140. D	141. D	142. C	143. D	144. D
145. A	146. C	147. B	148. C	149. C	150. A	151. C	152. C	153. C	154. C	155. D	156. D
157. C	158. C	159. D	160. A	161.A	162. B	163. D	164. C	165. C	166. D	167. D	168. C
169. C	170. C	171. B	172. C	173. B	174. B	175. B	176. B	177. B	178. A	179. C	180. B
181. C	182. C	183. A	184. C	185. B	186. B	187. B	188. C	189. A	190. B	191. A	192. B
193. C	194. B	195. C	196. A	197. B	198. B	199. B	200. D	201. B	202. C	203. B	204. C
205. B	206. B	207. C	208. A	209. B	210. B	211. A	212. B	213. B	214. B	215. B	216. C
217. B	218. B	219. C	220. B	221. C	222. B	223. B	224. C	225. B	226. C	227. C	228. C
229. C	230. C	231. C	232. D	233. C	234. A	235. B	236. B	237. C	238. A	239. A	240. C
241. A	242. A	243. C	244. B	245. B	246. B	247. C	248. C	249. B	250. B	251. B	252. C
253. C	254. C	255. B	256. B	257. C	258. C	259. A	260. D	261. B	262. A	263. D	264. B
265. C	266. B	267. C	268. B	269. C	270. A	271. B	272. C	273. C	274. C	275. A	276. B
277. D	278. B	279. C	280. C	281. C	282. A	283. C	284. B	285. B	286. B	287. C	288. B
289. A	290. C	291. C	292. B	293. B	294. B	295. B	296. B	297. A	298. C	299. C	300. B